COMMENCEZ VOTRE JOURNÉE AVEC UN VISAGE HEUREUX

BY

ARSLAN AKHTAR

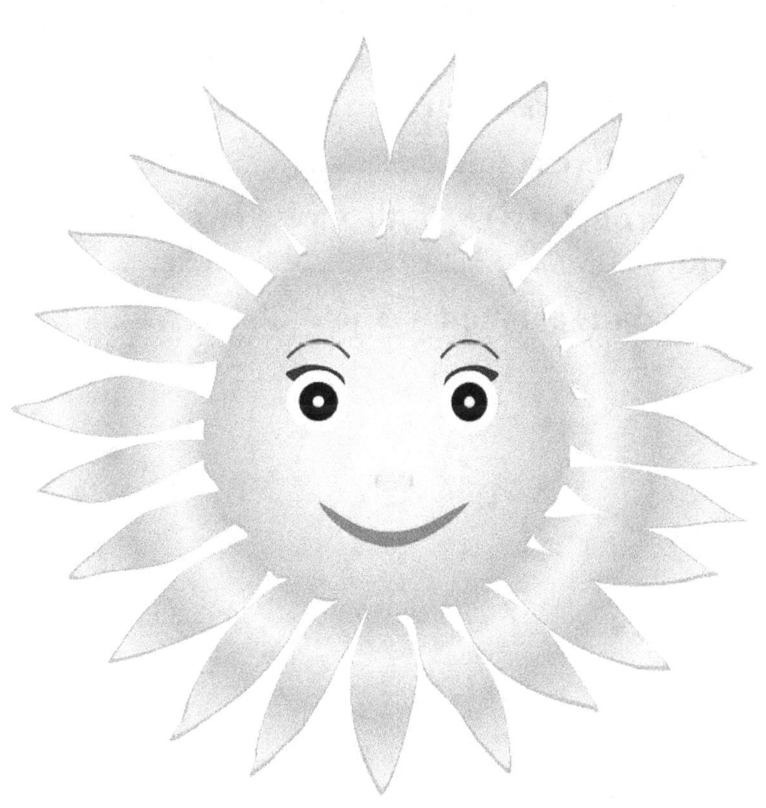

Contenu

Présentation

Ici et là, nous faisons des arrangements émotionnels qui sont censés donner de la joie dans nos vies, que ce soit une escapade, une remise de diplôme ou un mariage.

Dans tous les cas, les plaisirs de base de la vie sont ce sur quoi nous pouvons compter pour nous donner une euphorie constante. Au moment où nous apprécions et participons aux choses simples, l'appréciation que nous ressentons s'étendra également à différentes régions. Voici une partie des plaisirs simples qui méritent vraiment d'essayer de rencontrer fréquemment.

Herbe fraîchement coupée

L'herbe fraîchement coupée est charmante tout autour. Son odeur et sa sensation sous vos pieds découverts sont nouvelles et animent les facultés. Essayez de rencontrer cela essentiellement quelques fois par an, si les conditions météorologiques le permettent.

Donner et obtenir des sourires

Quelle méthode supérieure pour rencontrer une joie de base pour rien? Donnez des sourires non seulement à vos compagnons, mais en plus des étrangers arbitraires que vous croisez dans la ville.

Vous serez étonné de voir à quel point il est agréable de voir d'abord le choc des autres, puis leur propre sourire en conséquence.

La ruée vers les endorphines dans le sillage de Working Out

Au moment où vous triez d'une manière difficile, vous obtiendrez une ruée vers l'endorphine comme prix. Ces substances synthétiques régulières et chaleureuses s'assureront d'illuminer votre journée. Triez dans la première partie de la journée pour utiliser cette hâte d'endorphine pour vous aider à être particulièrement utile tout au long du reste de votre journée.

Participer à votre nourriture numéro un

Peu importe si votre aliment numéro un n'est pas particulièrement sain, permettez-vous d'en manger de temps en temps. La sensation de votre nourriture bien-aimée vous donnera une petite augmentation de joie. Des études ont montré qu'en supposant que vous évitiez un aliment spécifique pendant un laps de temps spécifique, ce sera beaucoup plus agréable la prochaine fois que vous l'essayerez, alors utilisez cette cascade pour donner à votre dîner numéro un un goût bien supérieur à la normale.

Tasse chaude d'espresso ou de thé

Quelques-uns d'entre nous s'acquittent de leur expresso ou thé de tous les jours. En tout cas, lorsqu'il s'agit d'une propension quotidienne, cela peut procurer beaucoup de plaisir. Au fur et à mesure que vous goûtez à votre boisson de décision, trouvez l'occasion de participer à chaque morceau.

Faire de la neige des messagers sacrés

Ce n'est pas seulement pour les jeunes. Mettez des vêtements confortables et tombez essentiellement dans la neige. Avoir une vision insensée à ce sujet ne démolira pas l'expérience, embrassez simplement la sensation de plaisir sans culpabilité que peut apporter la création de messagers sacrés de la neige.

Rire jusqu'à ce que ça endommage

Le rire est comme un médicament. Tout le monde devrait avoir la possibilité de rire jusqu'à ce que cela fasse mal au moins une fois par jour. Que ce soit avec un compagnon capable de composer une satire ou de regarder un film décent, obtenez une certaine marge pour ricaner de votre pression.

Se frotter le dos

Au cas où vous n'auriez jamais eu de massage du dos, jetez-y un coup d'œil. Cette heure de détente totale donnera à vos difficultés l'impression de se dissoudre sans cesse. De nombreuses personnes sont même qualifiées pour les pétrissages grâce aux avantages sociaux des travailleurs.

Se promener sous l'averse

Se promener sous l'averse est l'une des joies simples et étonnantes de la vie. Habillez-vous chaudement et sortez sans parapluie. Laissez l'averse se répandre sur votre visage pendant que vous vous promenez et assurez-vous de rebondir dans au moins une flaque d'eau juste parce que.

La tromperie coûteuse est parfaite, mais peut être difficile à trouver. Plutôt que de rester assis pour votre prochaine escapade, profitez de l'un de ces délices simples. En découvrant comment voir la valeur des détails facilement négligés juste à côté de vous, vous retrouverez une satisfaction extraordinaire chaque jour.

CHAPITRE 1:

Voulez-vous vraiment que l'argent soit satisfait ?

Comme le dit l'adage, "L'argent ne peut pas vous acheter la joie." Ou peut-il? Avoir une quantité suffisante d'argent peut certainement faire baisser la pression, mais en avoir une surabondance ne vous rendra pas plus joyeux que n'importe qui d'autre.

Dans l'ensemble, l'argent pourrait-il à tout moment vous procurer de la joie ou non ? Voici quelques considérations à considérer à ce sujet.

L'argent peut vous procurer une mesure restreinte de satisfaction

Des études ont montré qu'en effet, avoir suffisamment de liquidités pour régler vos problèmes et ceux de votre famille procure de la joie. Les personnes vivant dans le dénuement sont dans l'ensemble moins heureuses que celles dont les besoins sont satisfaits. Avoir la possibilité de prendre soin de vos factures et d'avoir jusqu'au point de presser financièrement vous aidera à gagner en matière de bien-être.

La surabondance de trésorerie n'approche pas la joie de l'abondance

Avoir plus d'argent que vous ne le souhaitez, quoi qu'il en soit, ne vous procurera pas de joie supplémentaire. L'argent et la joie ne sont pas relatifs. Quelqu'un avec assez d'argent pour acheter une énorme maison et quelques véhicules ne sera pas assuré d'avoir plus de satisfaction qu'une personne de plus avec précisément ce dont elle a besoin.

L'argent apporte son propre

stress

Il y a une pression qui accompagne le fait d'avoir de l'argent. Que vous en ayez un peu ou beaucoup, vous avez probablement une certaine familiarité avec cette pression. Il y a la pression de réaliser que vous voulez dépenser ce que vous avez admirablement, ainsi que la façon dont les individus avec des processus de pensée cachés sont attirés par les personnes qui sont financièrement aisées.

Pas sur ce qui entre mais plutôt sur ce qui sort

Ce n'est pas vraiment le montant d'argent que vous gagnez qui garantit votre satisfaction, mais plutôt la chose pour laquelle vous le dépensez et où cela se passe dans le plan de sortie. Il existe quelques normes d'utilisation de l'argent qui peuvent vous aider à vous sentir plus épanoui. Où vous mettez votre argent et qui le reçoit peut avoir un effet sur le fait que vous ayez acquis quelque chose en l'ayant eu.

Dépensez pour des rencontres, pas pour des choses

L'achat de plus de choses n'est pas démontré pour satisfaire un individu. Malgré le fait que mettre des ressources dans des choses qui dureront semble être une décision judicieuse, se concentre sur le spectacle que nous nous conformerons généralement à ce que nous obtenons. Avoir ces choses ne continue pas à donner une joie illimitée. Nous sommes obligés d'avoir un bonheur à long terme lorsque l'argent est dépensé pour des rencontres qui nous donneront des souvenirs durables. Que cela implique de voyager seul ou avec votre famille, ou de prendre le temps d'accomplir quelque chose d'amusant de temps en temps… assurez-vous de faire des rencontres plutôt que d'acheter quelque chose qui disparaîtra essentiellement à long terme.

S'en séparer

Donner est probablement la chose la plus gratifiante que vous puissiez faire avec votre argent. Que ce soit pour une noble cause ou un compagnon malchanceux, trouvez comment offrir en retour et offrez ce que vous avez. Il s'agit d'une méthode de dépenses qui apportera des prix individuels à long terme.

La réponse courte est non; vous n'avez pas besoin de vous soucier de l'argent pour être satisfait. L'argent peut être utile, néanmoins, pour prévenir la pression qui peut diminuer la joie que vous avez. Quelle que soit la quantité d'argent dont vous disposez, utilisez ces conseils pour vous aider à atteindre le degré de joie que vous souhaitez et poursuivez votre vie quotidienne débordante de bonheur.

CHAPITRE 2:

Essayez de ne pas transpirer le peu

Nous avons tous entendu dire qu'il ne fallait pas transpirer les petites choses. S'autoriser à s'inquiéter des détails apparemment insignifiants de la vie est l'un des meilleurs moyens d'introduire une douleur superflue dans la vie.

Nous pouvons nous tenir à l'écart d'une tonne de sentiments pessimistes, et même de conditions médicales, essentiellement en apprenant à ne pas laisser les détails facilement négligés nous atteindre.

Centrer autour de la perspective supérieure

Lorsqu'il se passe quelque chose de petit qui vous donne envie de bouillir, comparez l'importance de la seconde avec tant de distractions tourbillonnant dans votre propre vie et dans votre environnement général. Vous avez peut-être renversé votre joueur de gâteau sur le sol une heure avant l'arrivée de vos visiteurs. Vos compagnons vont-ils réellement vous chérir et partager la nuit, que vous ayez ou non un gâteau fraîchement chauffé pour eux ? À condition que cela soit vrai, vous devriez peut-être investir vos efforts ailleurs que pour vous fustiger pour cette petite confusion.

Rappelez-vous que nous commettons ensemble des erreurs

Quand quelque chose de petit prend des mesures pour annihiler votre mentalité et votre perspective édifiante, réfléchissez au fait que personne n'est parfait. Que ce soit vous-même ou une autre personne qui ait créé la situation qui ressemble à un accident de train, rappelez-vous que les dérapages sont un élément typique de la vie qui arrive à tout le monde. Essayez de ne pas laisser une seconde horrible vous submerger.

Excusez les autres

Il peut très bien être difficile d'excuser une autre personne lorsqu'il semble qu'elle vous a apporté du travail et du stress supplémentaires. Au moment où quelqu'un marche à l'arrière de votre véhicule, vous pourriez être incité à l'attaquer verbalement. Dans tous les cas, faites une pause et réfléchissez à ce que cela pourrait faire d'être dans leur situation. Essayez de ne pas agir et de vous sentir comme si vous n'aviez jamais commis d'erreur, mais choisissez la compassion.

Excusez-vous

Pardonner aux autres peut être une

question simple contrairement à nous excuser. Il y a de nombreuses minutes pendant lesquelles nous nous traitons plus terriblement que nous ne pourrions à aucun moment permettre à un compagnon de nous traiter.

Au moment où vous avez du mal à vous excuser, réfléchissez à la façon dont vous traiteriez une confusion comparative faite par un vieux copain. Faites une pause et réfléchissez avant de vous harceler, et pensez à rechercher une aide compétente au cas où vous ne pourriez pas arrêter une fontaine de considérations négatives chaque fois que vous manquez la cible concernant la perfection.

Renseignez-vous pour savoir si cela comptera dans la décennie

Dans l'ensemble, nous avons des problèmes et, pour la plupart, à ce stade, tout problème semble être énorme. La perspicacité n'est généralement pas la réalité, cependant, et cela dépend finalement de nous pour placer ce qui se passe dans le point de vue afin que nous puissions gérer de manière appropriée tout ce qui vient dans notre direction.

Lorsque quelque chose de négatif se produit dans votre vie, demandez-vous si cela aura de l'importance dans une décennie. Au cas où ce ne serait pas le cas, laissez tomber. En supposant que quelqu'un vous donne le doigt central aux heures de pointe, vous pourriez être incité à vous énerver, mais cela n'en vaut tout simplement pas la peine. Gardez vos sentiments pour des choses telles que la réalité change et méritez votre attention sans partage.

Quand quelque chose tourne mal, vous avez deux options. Vous pouvez glisser dans une fureur ou la laisser partir. Prendre la décision de ne pas transpirer les petites choses vous procurera une joie révolutionnaire et vous apprécierez votre propre changement de contexte.

CHAPITRE 3:

À quel point diriez-vous que vous êtes heureux ?

- Enquêtes à se poser

Le désir d'être satisfait est quelque chose que presque tout le monde partage pratiquement. Dans tous les cas, il est généralement difficile de faire le bonheur, ni de conclure si vous êtes joyeux une fois que vous pensez que vous devriez être dans cette perspective spécifique.

Chaque vie aura des hauts et des bas, il est donc utile si nous avons un chèque pour décider si nous avons accompli la joie.

Est-ce que je me réveille amplifié pour la journée ?

Ceci est une indication de votre

satisfaction intérieure. Vous levez-vous chaque matin prêt à affronter la journée, ou vous sentez-vous agité et malheureux ? Il est difficile de se contenter du fait que vous vous débrouillez tous les matins de manière négative.

Est-ce que j'anticipe mon métier fondamental ?

Que vous travailliez, alliez en classe ou accomplissiez quelque chose de différent… vous devriez ressentir un sentiment d'attente lorsque vous pensez être là. Il y a certaines choses que nous devrions faire, comme payer le bail, donc votre choix de travailler peut ne pas être un choix. Quoi qu'il en soit, vous avez le choix quant à l'endroit où vous travaillez. Au cas où vous pourriez vous en passer, transformez-le.

Est-ce que je participe à des personnes avec qui j'investis une

grande partie de mon énergie ?

Les personnes avec lesquelles vous investissez le plus de votre énergie sont celles qui auront le meilleur impact sur vous. En supposant qu'ils soient fous, dissuasifs et qu'ils aient besoin d'inspiration, il y a de fortes chances que vous finissiez par devenir un individu similaire. Au cas où vos compagnons ne vous inspireraient pas, cherchez-en de nouveaux. Investissez votre énergie supplémentaire avec les personnes qui rendront votre vie plus euphorique et vous aideront à créer des souvenirs positifs qui vous procureront une joie à long terme.

Est-ce que j'aime qui je suis ?

Une partie essentielle de la joie est de vous préférer et de vous chérir pour ce qu'est votre identité. Dans le cas où vous ne le faites pas, alors vous voulez savoir pourquoi. Déployez des améliorations vitales, puis décidez de vous chérir malgré vos défauts.

Est-ce que je crains ou j'anticipe mon avenir ?

Joy intègre avoir une vision sûre et sécurisée de votre avenir. Nous vivons à une époque douteuse, mais cela n'implique pas que nous ayons besoin de faire constamment l'expérience de la peur. Développez votre confiance de petites manières et pensez à guider au cas où vous ressentiriez plus qu'une pression périodique lorsque vous réfléchissez à l'avenir.

Est-ce que je réalise ma raison de vivre ?

Tout le monde a une raison d'être au quotidien. Il y a quelque chose en vous qui fait de vous un nouveau cadeau au monde. Si vous n'avez pas encore trouvé cela sur vous-même, votre confiance perdurera, tout comme votre joie. Il existe de nombreuses enquêtes et livres dédiés à trouver votre raison de vivre. Considérez la gestion de l'argent comme votre chance d'en savoir plus et de trouver ce qui vous rend le plus satisfait tout au long de la vie quotidienne.

Être heureux n'est certainement pas un désir inutile. Il est essentiel de savoir comment vous êtes câblé et les trucs pour vous contenter de vous-même et de votre vie. En vous posant ces questions et en vous arrêtant ensuite une minute pour réfléchir à vos réponses, vous serez bien en route vers une vie de joie authentique.

CHAPITRE 4:

Le lien entre la nourriture et la satisfaction

Avez-vous eu la moindre idée que la nourriture peut influencer considérablement votre état d'esprit, pour le meilleur ou de manière négative ?

En ce qui concerne la satisfaction et chaque domaine de votre vie, la nourriture a la capacité de blesser ou de récupérer. En découvrant les variétés d'aliments à choisir et à éviter, vous voudrez réellement aider votre corps et votre psyché, et embrasser le bonheur.

Sources de nourriture pour soulever la joie

Vous devez donc utiliser ce que la force vitale de la terre apporte à la table pour aider votre état d'esprit ? Lancez-vous dans la recherche de variétés d'aliments riches en graisses solides. Nos cerveaux dépendent de ces graisses, comme les graisses insaturées oméga-3, et ils réfléchissent à l'état d'esprit et au développement du bonheur en permettant aux cellules nerveuses de transmettre plus efficacement.

Les noix de pécan, les graines de citrouille et l'huile de poisson sont une méthode extraordinaire pour les consommer. Les graisses insaturées oméga-3 se sont avérées essentiellement aussi efficaces que les médicaments stimulants normaux en ce qui concerne le chagrin.

Les baies sont une autre méthode superbe pour aider votre joie. Ils contiennent des anthocyanes, qui sont utiles à votre cerveau car ils soutiennent sa capacité. Les oranges, les poivrons crus et le kiwi sont riches en acide L-ascorbique qui combat la pression. Les verts mélangés soutiennent votre admission folique corrosive et, étonnamment, le chocolat noir est connu pour être un activateur d'état d'esprit positif. Les bananes et les dattes sont des sources alimentaires faciles à trouver qui sont connues pour influencer fortement les niveaux de sérotonine.

Votre état d'esprit et vos capacités mentales sont également extrêmement affectés par la sécheresse, alors assurez-vous de rester hydraté tout autour en éliminant beaucoup d'eau.

Variétés alimentaires qui vous raviront

Le sucre est le principal aliment à éviter en supposant que vous souhaitez être satisfait. Le sucre vous prépare à un flot d'énergie rapide et trompeur lorsque vous sentez la ruée vers le sucre, qui est ensuite entraînée par un accident. Le sucre peut également nuire à votre structure insensible et déclencher le découragement.

L'espresso est connu pour provoquer un malaise, ce qui vous privera également d'euphorie. Le blé empêche la sérotonine d'être créée, ce qui ajoute à la tristesse. L'alcool est lié à l'irritabilité, et bien que quelques personnes se sentent brièvement euphoriques après en avoir consommé, l'inclination se transforme pour la plupart en cynisme.

Améliorations à envisager

L'acide L-ascorbique a été montré pour diminuer le cortisol, qui est le produit chimique qui cause la pression. Sauf si vous obtenez une quantité importante de ce nutriment dans votre routine alimentaire, une amélioration quotidienne est intelligente.

Étant donné qu'un manque de folique corrosif est lié au découragement, vous devriez envisager de prendre une amélioration. Les acides gras insaturés oméga-3 et la vitamine B12 sont également utiles pour un bon état d'esprit. Les suppléments qui vous aideront à contrôler les désirs indésirables comprennent le complexe de vitamine B, le Co-Chemical Q10 et le resvératrol.

Étant donné que la nourriture affecte votre tempérament, vous devez, très sérieusement, l'utiliser au maximum de sa capacité. Plutôt que de simplement choisir votre dîner en fonction de ce que vous voulez en ce moment, transformez votre assiette en une arme puissante qui combattra la morosité et la tension, et fabriquera et maintiendra votre joie.

Vous méritez la possibilité de ressentir du bonheur, et en modifiant vos habitudes alimentaires, vous pouvez vous changer complètement pour améliorer les choses. Choisissez votre état d'esprit en choisissant votre nourriture et voyez la distinction qu'elle fait.

CHAPITRE 5:

Sept mantras pour construire votre joie

Il existe de nombreuses façons d'augmenter votre joie, et quelques tromperies qui ne nécessitent pas beaucoup de préparation ou d'effort.

Nos mots ont du pouvoir, et en vous répétant des mantras au cours de votre journée, vous découvrirez que le sentiment de bonne humeur commence à fonctionner facilement pour vous. Voici sept mantras qui, lorsqu'ils sont répétés fréquemment, peuvent vous transformer.

je suis étonnant

Ces trois mots peuvent vous aider à vous empêcher de sombrer dans le dégoût de vous-même. Un trop grand nombre de personnes ne les respectent pas et ne se souviennent pas qu'ils sont étonnants, beaux et uniques. Répétez fréquemment ce mantra pour que les mots vous viennent au moment où vous en avez le plus besoin.

Je suis reconnaissant

La gratitude est une certaine méthode pour acquérir le bonheur. Au moment où vous êtes reconnaissant, vous essayez vraiment de vous aider à vous souvenir des choses bénéfiques de votre existence quotidienne. Ainsi, cette perspective édifiante attire des choses beaucoup plus bénéfiques.

Je m'aime constamment

L'une des illustrations les plus significatives de la vie est de nous chérir. Au cas où vous auriez l'impression que vous n'êtes pas exactement arrivé à un niveau d'estime de soi et de considération, répétez ces mots jusqu'à ce que vous le fassiez. Assumons-les lorsque vous êtes satisfait de vous-même, ainsi que lorsque vous êtes irrité et frustré par vous-même.

Je suis un aimant pour les choses bénéfiques

Accepter que des choses bénéfiques et des circonstances positives vont dans votre direction les aidera vraiment à le faire. Vous considérer comme un aimant pour tout ce qui est étonnant attirera ces choses vers vous. Votre intrépidité et votre âme positive s'inspirent de ce qu'ils publient, et vous verrez votre vie s'améliorer à mesure que vous ressasserez fréquemment ce mantra.

J'attire des individus sonores dans ma vie

En effet, même dans les meilleures conditions, certains individus inacceptables nous empêcheront de tenir la distance. Faites des cercles qui sont confiants et positifs comme vous. Éloignez-vous du spectacle et répétez ce mantra pour vous-même lorsque vous êtes tenté d'être aspiré par l'énergie négative de quelqu'un.

Je peux faire tout ce dans quoi je mets mon énergie

Faire le point sur vous-même et croire en ce que vous pouvez accomplir vous sera bénéfique. Au moment où vous réalisez que vous pouvez faire tout ce dans quoi vous mettez votre énergie, vous retrouverez un bonheur illimité dans cette information. Exprimez ces mots lorsque vous vous battez pour changer ce qui se passe et réalisez que vous avez le pouvoir nécessaire pour le faire.

J'ai une raison

Indépendamment du montant d'argent

qu'un individu gagne ou du montant qu'il réalise, la vie semblera sans importance et vide sans sentiment de direction. Il existe de nombreux livres composés sur le sujet qui peuvent vous aider à décomposer votre vie et à déterminer quelle est votre intention particulière.

Réfléchissez aux choses que vous aimez et qui vous attirent, et à ce qui vous procure la sensation d'épanouissement la plus remarquable. Vous apportez quelque chose d'unique à la table du monde, et ce mantra vous aide à vous souvenir de cette réalité.

Nos paroles ont beaucoup de force et les mantras sont une méthode incroyable pour nous montrer le chemin de la satisfaction. Au moment où vous utilisez vos mots pour apporter des choses positives dans votre vie, vous retrouverez la joie. Ressasser ces mantras et comprendre quelle distinction ils feront pour vous.

CHAPITRE 6:

Caractère et joie

Apparemment, certains individus sont seulement plus joyeux que d'autres. Pas généralement les individus ont des vies simples, du même coup. Les personnes qui sont heureuses semblent avoir des facteurs spécifiques dont un autre singulier a besoin.

Une variable sans équivoque est le type de caractère. Comment peut-elle jouer sur la question de la joie individuelle ? Voici un aperçu des qualités de caractère et de ce qu'elles signifient pour votre sensation de prospérité.

Compulsivité

Les types de personnages qui ont tendance à être compulsifs, correspondant à eux-mêmes ainsi qu'aux autres, ont tendance à être moins gais que les individus qui tolèrent mieux des résultats différents. Bien qu'un tatillon accomplisse de la joie dans un travail bien fait, il sera limité en raison de ses projecteurs à proximité sur l'énorme tâche suivante.

Au moment où vous comprendrez comment participer au processus au lieu de vous en tenir à un arrangement strict de règles, votre joie se développera.

Rêver

Les visionnaires seront le plus souvent heureux. Malgré le fait que les visionnaires peuvent souvent incliner à s'attarder, ce qui crée de la pression, il y a continuellement de quoi rêver à nouveau une fois la pression passée.

Au cas où nous ne serions pas conçus de cette façon normalement, nous pouvons acquérir des connaissances importantes auprès des visionnaires alors que nous recherchons la joie tout au long de la vie quotidienne. Contemplez ce que vous désirez profondément et investissez un peu d'énergie chaque jour en participant à la possibilité de cette chose même, et vous verrez le plaisir que l'on peut ressentir dans cette activité simple.

Association

Les individus dont les personnages ont tendance à être coordonnés ont beaucoup d'atouts pour eux, mais il est possible d'avoir une surdose de quelque chose qui est par ailleurs bon, même ici. La signification est en équilibre. Soyez trop centré sur l'association et vous passerez à côté des petites subtilités qui devraient ravir en fin de parcours. En étant trop compliqué, encore une fois, vous rencontrerez l'insatisfaction de vous-même ainsi que celle des autres lorsque les choses ne se passent pas comme prévu.

Trouvez un juste compromis, et décidez de vous trier à peine assez pour que les choses fonctionnent d'autant plus efficacement.

Énergie

L'énergie est un attribut de caractère qui influence totalement sa propre satisfaction. Certains individus sont mis au monde avec une propension à cette qualité, tandis que d'autres doivent s'efforcer de ne pas vivre dans le cynisme.

Quel que soit le côté vers lequel vous vous inclinez normalement, poursuivez des décisions qui vous feront réagir de manière positive et qui construiront votre confiance pendant le temps passé dans la vie. Vous constaterez que la satisfaction vous vient normalement lorsque vous permettez à votre énergie de passer du négatif au positif.

Vivre à l'époque

Vous pourriez être une personne extravertie ou un solitaire, mais peu importe ce que vous serez, vous pouvez décider de vivre à ce moment-là. Nous continuons simplement notre vie à travers une époque, et trouver la satisfaction consiste à être complètement présent à chaque étape de l'excursion.

Certaines personnes considèrent cela comme plus simple à faire, et d'autres doivent vraiment essayer. Quelle que soit votre propension habituelle, prenez la décision de tout faire sérieusement afin de ne rien regretter et d'éprouver une profonde satisfaction.

Nous ne pouvons pas changer nos caractères, mais nous pouvons gagner les uns des autres. Les individus avec divers caractères et qualités de caractère ont une tendance caractéristique à la fois vers et loin du bonheur. Prenez le caractère qui vous a été donné et dirigez ensuite votre énergie pour mener une vie joyeuse de la manière la plus efficace imaginable.

CHAPITRE 7:

Pourquoi vivre à l'heure vous rend plus joyeux

Dans l'ensemble, nous savons que vivre dans le passé peut entraîner une personne vers le bas, mais pourquoi ? Aussi, que pourrait-on dire sur la vie à partir de maintenant?

Nous voulons l'équilibre, mais vivre à l'époque est quelque chose sur lequel nous devrions nous concentrer en supposant que nous devons avoir des existences joyeuses. Vivre à l'époque s'est avéré être le moyen le plus efficace de devenir et de rester heureux. Voici la raison.

Nous ne pouvons pas changer le passé

Presque chacun d'entre nous se lamente sur quelque chose d'avant, mais il n'y a aucun moyen de le transformer. Plutôt que de gaspiller nos minutes et notre énergie dans le deuil de circonstances qui ne sont plus qu'un lointain souvenir et qui, à ce stade, ne sont pas dans cet état d'esprit à transformer, nous pouvons utiliser l'énergie pour améliorer ce qui se passe. Tirez le meilleur parti d'une époque antérieure et continuez ensuite.

Nous ne pouvons pas prévoir ce qui se profile à l'horizon

Essayez de ne pas vous soucier de l'avenir, car vous ne pouvez pas prévoir ce qu'il apportera. Vous pouvez planifier partiellement, et être malheureux à propos de ce que demain vous réserve ne fera que cibler le stress qui ajoutera au bien-être et aux problèmes mentaux.

Vivez à l'époque et décidez de faire du présent votre concentration. Plutôt que de redouter les répercussions que vos décisions auront sur votre avenir, faites des choix à la lumière de ce qui est grand dans votre vie en ce moment. Cela diminuera les penchants pour le chagrin et la terreur.

Cela vous permet d'être disponible

Au moment où nous contemplons le passé ou l'avenir que le présent, nous nous envolons sur la base de la décence commune devant nos yeux. Peut-être que votre cadeau comprend un projet de travail qui demande votre concentration et votre énergie sans partage. Peut-être que votre cadeau comprend des petits enfants au nez qui coule qui ont besoin de déjeuner sur la table.

Au moment où vous embrasserez complètement votre présent, vous tirerez davantage parti de l'existence que vous avez. Vous pouvez enfin arrêter de saper votre euphorie actuelle avec la peur de ce qui pourrait arriver tout de suite, ou la culpabilité des choix qui sont actuellement passés.

Soyez reconnaissant pour les apparitions devant vous maintenant et pour les précieuses portes ouvertes qui frappent à votre entrée en ce moment. Les minutes où vous découvrirez comment aimer amélioreront votre avenir avec les souvenirs chaleureux que vous y transmettrez, et vous ne regretterez rien du centre perdu.

Avoir un point de vue décent

Cela signifie beaucoup pour embrasser les circonstances actuelles. Avoir un centre d'exposition est également important. Au moment où vous envisagez l'avenir, prenez les dispositions qui sont essentielles pour que vous participiez à ce moment plus tard, au motif qu'un jour, l'avenir sera que vous êtes "à l'époque". Ne négligez pas votre anticipation de l'avenir, mais ne lui permettez pas de consommer votre vie de manière malheureuse. L'équilibre est vital et vous aidera à ne pas ressentir la pression due à une trop grande concentration sur une région.

Vivre à l'époque est probablement la meilleure chose que vous puissiez accomplir pour vous-même. La joie est accomplie lorsque nous décidons de résider et d'apprécier où nous en sommes en ce moment, plutôt que de nous languir d'un autre cadre général. En utilisant le temps et l'existence qui vous sont donnés très présents, vous connaîtrez une véritable satisfaction.

CHAPITRE 8 :

Produits chimiques et joie

Les produits chimiques... ils ne reçoivent incontestablement pas beaucoup d'attention à l'occasion. Comment auraient-ils besoin de gérer la satisfaction ?

En réalité, les produits chimiques jouent un rôle majeur dans cette inclination, et nous sommes avisés de découvrir quels facteurs ils jouent ici et comment nous pourrions en tirer profit.

Comment fonctionnent les produits chimiques

Les produits chimiques sont des coursiers synthétiques extraordinaires qui contrôlent la grande majorité des cycles du corps. Les organes endocriniens font ces courriers extraordinaires et notre corps en dépend pour fonctionner correctement.

La façon dont nous traitons notre corps et les substances dont nous nous entourons a un effet sur la façon dont ces produits chimiques peuvent nous aider. En réalisant ce qu'ils font et comment nous pouvons les aider à prendre soin de leurs affaires, nous nous rapprocherons de notre objectif de satisfaction.

Quels produits chimiques sont liés à la satisfaction ?

Il y a quelques produits chimiques qui peuvent soutenir sa satisfaction. Le principal comprend la sérotonine, l'ocytocine et la dopamine.

La sérotonine est devenue très notable ces derniers temps. C'est une synapse, qui prend les messages en commençant par un morceau du cerveau puis sur le suivant. La sérotonine est essentielle pour prévenir la mélancolie et d'autres comportements dysfonctionnels, et des problèmes surviennent lorsque vous manquez de ce produit chimique ou lorsque vous ne pouvez pas vous occuper de ses affaires.

L'ocytocine est connue sous le nom de "produit chimique d'adoration" et a diverses positions, qui consistent à aider les individus à travailler sur leurs capacités interactives et à limiter leur appréhension.

La dopamine est une autre synapse, et elle est activée lorsqu'une situation positive et surprenante se produit - c'est la raison pour laquelle elle est connue pour son travail d'assistance à l'esprit dans la recherche de rémunérations.

Façons normales d'ajuster vos produits chimiques

Les produits chimiques doivent maintenir un bon équilibre pour vous permettre de travailler à des niveaux idéaux. À un degré extrême ou excessif de tout produit chimique, cela causera des problèmes de santé à court et à long terme. Étant donné que notre satisfaction en dépend, nous sommes avisés de fournir un effort vaillant pour trouver un bon arrangement pour chacun des produits chimiques de notre corps, afin d'établir un climat qui favorise le sentiment de bien-être.

Un moyen important de maintenir vos produits chimiques en bon équilibre et votre demande de travail consiste à vous reposer suffisamment tous les soirs, à vous entraîner régulièrement et à vous débarrasser des poisons de votre vie quotidienne. Limitez la pression dans votre vie autant qu'on pourrait raisonnablement s'y attendre et évitez les pilules de prévention de la conception si cela est concevable.

Variétés alimentaires pour ajuster vos produits chimiques

L'alimentation assume une part importante encore à déterminer des produits chimiques. Il existe de nombreuses sources de nourriture que vous devriez essayer de manger régulièrement, et de nombreuses que vous devriez vous efforcer d'éviter.

Les sources alimentaires et les suppléments qui aident votre corps à ajuster les produits chimiques et à vous garder heureux incorporent des graisses saines, par exemple celles que l'on trouve dans l'huile de noix de coco, les avocats, les noix et le saumon sauvage. La vitamine D est une amélioration significative, tout comme le magnésium. Une quantité adéquate de protéines propres doit être consommée, ainsi que beaucoup de légumes.

Vos produits chimiques jouent un rôle

fondamental dans vos sensations de bonheur. Les garder ajustés et travailler pour vous de manière appropriée est important pour garantir des sensations de santé mentale. En respectant les règles ci-dessus, vous voudrez en fait ajuster vos produits chimiques et continuer à vivre dans le bonheur et l'épanouissement.

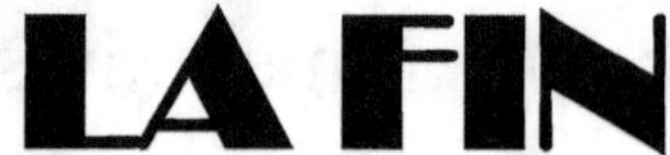